BEI GRIN MACHT SICH IHR
WISSEN BEZAHLT

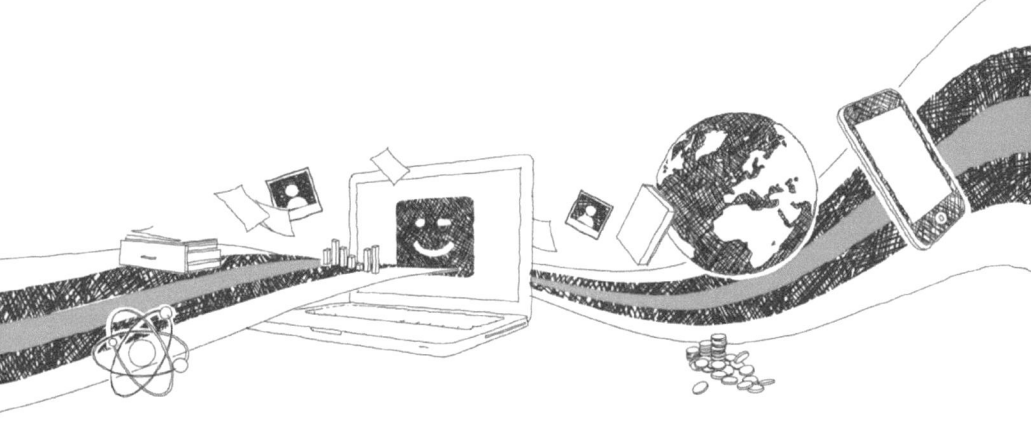

- Wir veröffentlichen Ihre Hausarbeit,
  Bachelor- und Masterarbeit

- Ihr eigenes eBook und Buch -
  weltweit in allen wichtigen Shops

- Verdienen Sie an jedem Verkauf

**Jetzt bei www.GRIN.com hochladen
und kostenlos publizieren**

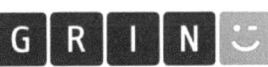

Christine Bönig

Warum und wie verfolgt die Wirtschaftspolitik das Ziel des Wirtschaftswachstums in China?

GRIN Verlag

Bibliografische Information der Deutschen Nationalbibliothek:

Die Deutsche Bibliothek verzeichnet diese Publikation in der Deutschen National-bibliografie; detaillierte bibliografische Daten sind im Internet über http://dnb.d-nb.de/ abrufbar.

Impressum:

Copyright © 2005 GRIN Verlag GmbH
Druck und Bindung: Books on Demand GmbH, Norderstedt Germany
ISBN: 978-3-640-14580-5

Dieses Buch bei GRIN:

http://www.grin.com/de/e-book/113743/warum-und-wie-verfolgt-die-wirtschafts-politik-das-ziel-des-wirtschaftswachstums

GRIN - Your knowledge has value

Der GRIN Verlag publiziert seit 1998 wissenschaftliche Arbeiten von Studenten, Hochschullehrern und anderen Akademikern als eBook und gedrucktes Buch. Die Verlagswebsite www.grin.com ist die ideale Plattform zur Veröffentlichung von Hausarbeiten, Abschlussarbeiten, wissenschaftlichen Aufsätzen, Dissertationen und Fachbüchern.

Besuchen Sie uns im Internet:

http://www.grin.com/

http://www.facebook.com/grincom

http://www.twitter.com/grin_com

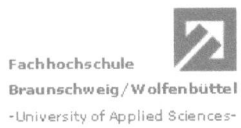

Fachhochschule
Braunschweig/Wolfenbüttel
-University of Applied Sciences-

Standort Wolfsburg
Fachbereich Gesundheitswesen

Warum und wie verfolgt Wirtschaftspolitik das Ziel
Wirtschaftswachstum in China

Referat

Name, Vorname: Bönig, Christine

Ort und Datum: Wunstorf, 30.11.2005

Inhaltsverzeichnis

1 Allgemeine Daten der Volksrepublik China

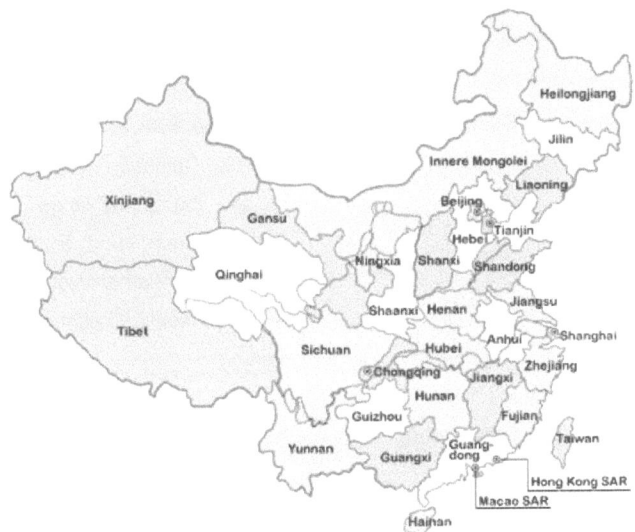

Abb. 1 Quelle: chinafokus (Internet), 2003

China blickt auf eine vier- bis fünftausendjährige quellenmäßig belegte Geschichte zurück.[1]

Das chinesische Festland hat eine wechselvolle Geschichte durchlaufen, da Auseinandersetzungen um die politische Macht und Interventionen ausländischer Staaten eine Abfolge verschiedener Regime bewirkten.

Am 1. Oktober 1949 übernahm die Kommunistische Partei Chinas (KPCh) mit der offiziellen Proklamation der Volksrepublik China die Macht auf dem chinesischen Festland.[2]

Staatsform: Sozialistische Volksrepublik

---

[1] Vgl. Staiger, B., Informationen zur politischen Bildung Nr. 198, Bundeszentrale für politische Bildung (BPB), 1997.
[2] Vgl. Schüller, M., Länderbericht China, Hrsg. Staiger, B., 2000, S.135, 169.

| Politisches System: | Autoritärer Ein-Partei-Staat unter der |
| | Führung der KPCh |

Politisches System: Autoritärer Ein-Partei-Staat unter der
Führung der KPCh

Verfassung: Verfassung von 1982, wurde zuletzt 1999 geändert

Regierungschef: WEN Jiabao, Ministerpräsident seit März 2003

Staatsoberhaupt: Hu Jintao, Präsident seit März 2003

Rechtssystem: Da die Chinesen ihre Konflikte persönlich regeln bestand lange kein etabliertes Rechtssystem. Seit Ende der 70er Jahre erfolgt der Aufbau von Gesellschaftsrecht, seit 1987 von Zivilrecht.

Hauptstadt: Peking

Fläche: 9,6 Mio. qkm

Bevölkerung: 1,284 Mrd.[3]

2 Definitionen

2.1 Wirtschaftspolitik

Unter Wirtschaftpolitik werden alle Maßnahmen verstanden, mit denen die Wirtschaftsordnung, die wirtschaftlichen Abläufe und Strukturen eines Landes beeinflusst werden, wobei die wirtschaftspolitischen Zielsetzungen subjektiv sind.

2.2 Wachstumspolitik

Als Wachstumspolitik werden alle staatlichen Maßnahmen, die ein stetiges und angemessenes Wachstum fördern, bezeichnet.

---

[3]Vgl. o.V., Chinafokus, Länderprofil China, 2003, (Internet),
Vgl. o.V., Länderprofil China, Statistisches Bundesamt, 2004, (Internet).

2.3 Wirtschaftswachstum

Das Wirtschaftswachstum drückt die Veränderung einer wirtschaftlichen Größe im Zeitablauf (meistens jährlich) aus. Eine positive Veränderung wird Wachstum, die Konstanz des Wachstums wird Stagnation und eine Verringerung wird Minuswachstum genannt. Die Kennzahlen des Wirtschaftswachstums sind die Produktivität und das Bruttoinlandsprodukt.

2.3.1 Produktivität
Produktivität ist die Menge der pro Arbeitsstunde produzierten Waren und Dienstleistungen.

2.3.2 Bruttoinlandsprodukt

Das Bruttoinlandsprodukt (BIP) ist der Marktwert aller für den Endverbrauch bestimmten Waren und Dienstleistungen, die in einem Land in einem bestimmten Zeitabschnitt hergestellt werden.

3 Wirtschaft der Volksrepublik China

3.1 Wirtschaftspolitik

In den fünfziger Jahren wurden nach dem Vorbild der Sowjetunion die Industrie verstaatlicht und die Landwirtschaft kollektiviert. Märkte und Preise wurden weitgehend durch ein Planungssystem ersetzt und eine vom Weltmarkt unabhängige Entwicklungsstrategie verfolgt. Die Grenzen dieser Entwicklungsstrategie bezüglich Erhöhung der wirtschaftlichen Effizienz sowie der Steigerung der internationalen Wettbewerbsfähigkeit und des Lebensstandards der Bevölkerung wurden immer deutlicher.

Die Verfolgung der vorgenannten Ziele wurde ab der Wirtschaftsreform 1978 aufgenommen. Aufgrund politisch-bürokratischer Widerstände fand bis Anfang der neunziger Jahre eine zweigleisige Reformpolitik statt, die durch ein Nebeneinander von Plan- und Marktelementen, einem ineffizienten Staatssektor und einem sich dynamisch entwickelnden markt- orientierten nichtstaatlichen Sektor charakterisiert war. So erhielten Anfang der achtziger Jahre einige Regionen -so genannte Sonderwirtschaftszonen (SWZ)- wirtschaftliche Sonderrechte für die außenwirtschaftliche Integration und durften sich wirtschaftlich schneller entwickeln als andere Regionen. Durch die Gründung der SWZ als Versuchsfelder für marktwirtschaftliche Experimente sollten die Risken der außenwirtschaftlichen Öffnung begrenzt werden.

Die Entscheidung für die „sozialistische Marktwirtschaft mit chinesischen Merkmalen" im Jahre 1992 war der Durchbruch für marktorientierte Reformen in allen Wirtschaftsbereichen. Trotz der damit verbundenen Annäherung an ordnungspolitische Konzepte des Westens will die chinesische Regierung nicht auf die Schlüsselrolle des Staates im Wirtschaftsleben verzichten.[4]

3.2 Wirtschaftspolitische Zielsetzungen

3.2.1 Wirtschaftswachstum und Nachhaltigkeit

Wirtschaftswachstum steht in der wirtschaftspolitischen Zielhierarchie Chinas an oberster Stelle. Das Ziel Wirtschaftswachstum wird eng verbunden mit der Verbesserung des Lebensstandards. Ferner wird ein hohes Wirtschaftswachstum als Voraussetzung für den Erfolg der wirtschaftlichen Modernisierung angesehen. Diese erfordert einen Strukturwandel zwischen den einzelnen Sektoren und Branchen und damit verbundene Anpassungen in der Beschäftigungsstruktur.

---

[4] Vgl. Schüller, M., Länderbericht China, Hrsg. Staiger, B., 2000, S.135 ff.

1994 wurde die „Agenda 21" verabschiedet, die eine Gesamtstrategie nach den Leitlinien der nachhaltigen Entwicklung von Wirtschaft, Gesellschaft, Ressourcen, Umwelt, Bevölkerung und Bildung darstellt.[5]

3.2.2 Weitere wirtschaftspolitische Ziele

Die weiteren wirtschaftspolitischen Ziele sind:
- relativ Hohe Preisniveaustabilität,
- hoher Beschäftigungsstand,
- relativ hoher Lebensstandard / ausgeglichene Einkommens-umverteilung,
- außenwirtschaftliche Integration.[6]

Diese Ziele seien hier nur der Vollständigkeit halber genannt, um aufzuzeigen, dass sie den Zielen des für Deutschland maßgeblichen Stabilitätsgesetzes entsprechen.

---

[5] Vgl. Schüller, M., Länderbericht China, Hrsg. Staiger, B., 2000, S.145 ff.
[6] Vgl. Ebd., S.147.

3.2.3 Bruttoinlandsprodukt China

Detaillierte Statistik der Jahre 2000 bis 2003

Bruttoinlandsprodukt		2001	2002	2003
BIP zu jeweiligen Preisen	Mrd. RMB.¥	9 731,5	10 517,2	11 689,8
	Mrd. US-$	1 175,7	1 270,7	1 412,3
BIP je Einwohner	RMB.¥	7 651	8 184	9 018
	US-$	924	989	1 090
BIP zu konstanten Preisen von 1995	Mrd. RMB.¥	9 347,8	10 095,6	10 933,7
	Mrd. US-$	1 119,3	1 208,9	1 309,2
Veränderung zum Vorjahr (real)	%	+ 7,5	+ 8,0	+ 8,3
		2000	**2001**	**2002**
Verwendung des BIP (in jeweiligen Preisen) darunter:				
Private Konsumausgaben	%	48,0	46,6	45,1
Konsumausgaben des Staates	%	13,1	13,2	12,9
Bruttoinvestitionen	%	36,4	38,0	39,4

Abb. 2 Quelle: Statistisches Bundesamt,2004, (Internet)

Allgemeiner Wachstumsvergleich 1997 bis 2003

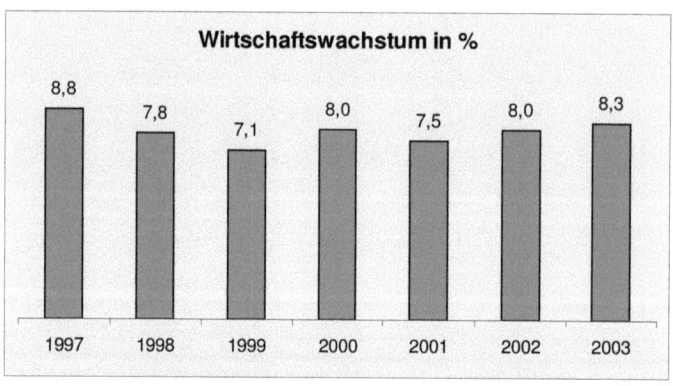

Abb. 3 Quelle: Statistisches Bundesamt, 2004, (Internet)

BIP-Wertschöpfung

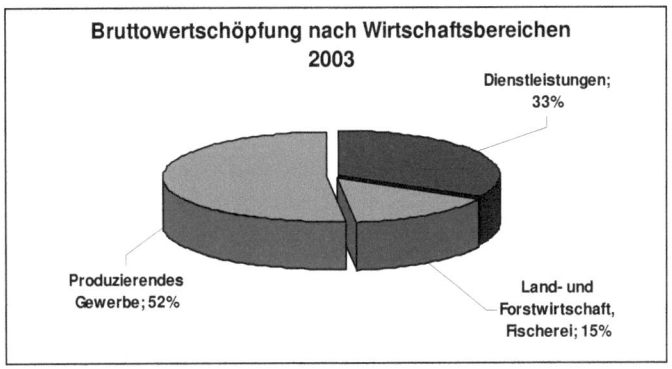

Abb. 4 Quelle: Statistisches Bundesamt, 2004 (Internet)

4 Darstellung der Zielrealisierung anhand folgender staatlicher Instrumente

4.1 Geldpolitik

Die Preisniveaustabilität ist Vorraussetzung für die Entfaltung der Marktkräfte und der Vermeidung von Inflation, die wiederum das Wachstum und die Beschäftigung beeinträchtigt.

Das Ziel der Preisniveaustabilität ist daher in allen kurz- und langfristigen Wirtschaftsplänen der Regierung enthalten.

Mit der Liberalisierung staatlich festgelegter Preise waren im Verlauf des Transformatiionsprozesses zwangsläufig Preissteigerungen verbunden.

In den Jahren 1989 und 1993/94 war das Wirtschaftswachstum von zweistelligen Inflationsraten begleitet.[7]

Während die Inflationsrate 2003 mit durchschnittlich 1,2% niedrig ausfiel, stieg sie im Januar 2004 auf 3,2% an.

---

[7] Vgl. Schüller, M., Länderbericht China, Hrsg. Staiger, B., 2000, S.148 ff.

Um den Inflationstendenzen entgegenzuwirken erhöhten Regierung und Zentralbank die Mindestreservenforderungen für Bankkredite um die Kreditvergabe zu bremsen.

Die geldpolitischen Eingriffe dienen der Regierung einerseits zur Dämpfung des Wachstums und andererseits als Grundlage für weitere Reformen des Bankensektors.

Da die Zentralbank Chinas nicht eigenständig sondern der Zentralregierung unterstellt ist, mussten die Banken infolge dessen viele Jahre lang marode Staatsunternehmen mittels fauler Kredite über Wasser halten. Laut offiziellen Statistiken können derzeit 23% aller Kredite in China nicht bedient werden, was einem Volumen von 240 Milliarden Dollar entspricht. Internationale Analysten gehen sogar vom Doppelten aus. Dass die Banken dennoch liquide sind liegt an der hohen Sparquote der Bürger und der mit 450 Milliarden Dollar gut gefüllten Staatsschatulle.

Ziel dieser Kredite ist es das Ausmaß der Entlassungen bei den staatlichen Betrieben zu begrenzen, um eine Erhöhung der Arbeitslosenquote und damit Gefährdung der sozialen Sicherheit –auch aufgrund unzureichender sozialer und überbetrieblicher Sicherungssysteme- zu vermeiden.

Die offizielle Arbeitslosenquote für den städtischen Arbeitsmarkt lag 1997 bei 3,1%, doch liegt die versteckte Arbeitslosigkeit im städtischen Sektor um 10 bis 30% wesentlich höher. Durch die Trennung vom städtischen vom ländlichen Arbeitsmarkt, mit einer versteckten Arbeitslosigkeit von 150 Mio. ländlicher Arbeitskräfte, wird das tatsächliche Ausmaß der Arbeitslosigkeit künstlich verdeckt.

Somit hängt die Gesundung der Banken an der Sanierung der Staatsbetriebe.

Durch den seit zehn Jahren festgeschriebenen Wechselkurs von 8,26 Yuan (chinesische Währung) pro US-Dollar hält Chinas Exporte künstlich billig. Dies wird insbesondere von den USA scharf kritisiert, da es deren Wettbewerbsfähigkeit einschränkt, gleiches gilt für die EU.[8]

4.2 Lohnpolitik

China ist ein so genanntes Billig-Lohn-Land, was es für ausländische Unternehmen interessant macht – selbst für Taiwan- besonders arbeitsintensive Produktionen nach China zu verlagern. Das hat nicht zuletzt dazu beigetragen, dass China bis 1997 zur elftgrößten Exportnation geworden ist.[9]

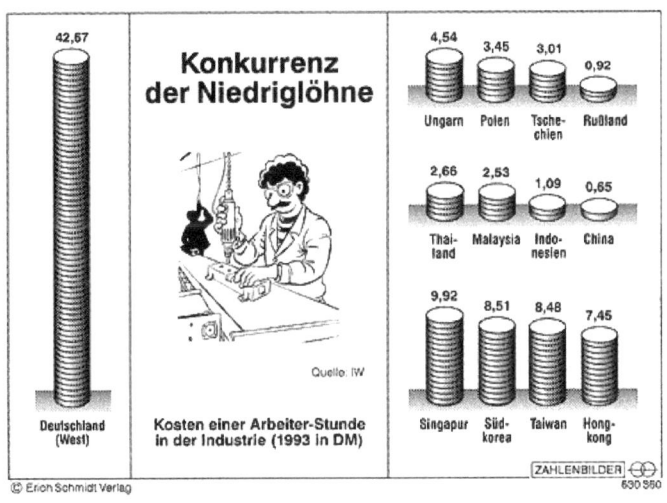

Abb. 5 Quelle: Informationen zur politischen Bildung Nr.198, BPB, 1997

Die Idee eines relativ komfortablen Lebensstandards der Bevölkerung – erstmals erwähnt im Konzept des „kleinen Wohlstandes" von 1979- wurde in eine Reihe wichtiger Parteidokumente aufgenommen.

---

[8] Vgl. o.V., Wirtschaftswoche, Konjunktur China, Ausgabe Nr. 13, 27, Sonderausgabe 1, 2004; vgl. div. V, Informationen zur politischen Bildung Nr. 198, BPB, 1997.
[9] Vgl. Schüller, M., Informationen zur politischen Bildung Nr. 198, BPB, 1997, S. 23.

Eine Polarisierung von und Vermögen soll vermieden werden. Unterschiede in der personellen und regionalen Einkommensverteilung als Anreize zur Effizienzsteigerung sind jedoch zugelassen.[10]

Derzeit existieren noch deutliche Einkommens- und Lebensstandard-unterschiede zwischen der Stadt- und Landbevölkerung.

Einkommensunterschiede zwischen Stadt und Land seit 1978 (Konsumniveau in Yuan)			
Jahr	Bauern	Städter	Gefälle*
1978	138	405	2,9
1985	347	802	2,3
1990	571	1686	3,0
1992	718	2356	3,3
1995	1479	5044	3,4
1996	1718	5736	3,3

* Anmerkung: Verhältnis des Pro-Kopf-Konsums zwischen den Bauern und Städtern, wobei das Konsumniveau der Bauern gleich 1 gesetzt wurde.

China Statistical Yearbook 1996, S. 280 und A Statistical Survey of China 1997.

Abb. 6 Quelle: Informationen zur politischen Bildung Nr. 198, BPB, 1997

---

[10] Vgl. Schüller, M., Länderbericht China, Hrsg. Staiger, B., 2000, S. 147.

Lebensstandardunterschiede zwischen Stadt und Land im Jahre 1995		
Langlebige Konsumgüter und Wohnfläche	Bauern	Städter
Farbfernsehgeräte pro 100 Haushalte	17	90
Fahrräder pro 100 Haushalte	147	194
Nähmaschinen pro 100 Haushalte	66	64
Waschmaschinen pro 100 Haushalte	17	89
Kühlschränke pro 100 Haushalte	5	66
Pro-Kopf-Wohnfläche (m²)	21	8

Anmerkung: Daten aus der Stichprobenuntersuchung der städtischen und ländlichen Haushalte.
China Statistical Yearbook 1996, S. 279, 283 und 309.

Abb. 7 Quelle: Ebd.

4.3 Außenhandelspolitik

Mit der Abschaffung staatlich festgelegter Preise für die meisten industriellen Produkte verschwand Anfang der neunziger Jahre das duale Preissystem. Die Anzahl der noch der staatlichen Preissetzung unterstellten Preise sank von anfänglich 737 auf 89 Ende 1992. Bis 1992 wurden 80% der industriellen Produkte über den Markt verkauft. Für industrielle Konsumgüter lag der Anteil der freigegebenen Produktpreise sogar bei 90%.[11]

Die Veränderung des Preissystems war begleitet von einer Zunahme des Wettbewerbs, der sich durch Zulassung von nichtstaatlichen Unternehmen über die SWZ hinaus und Liberalisierung der Importe schnell ausweitete.

Chinas Anteil am Welthandel erhöhte sich von 1,2% 1979 auf 3,8% Mitte der 90er Jahre.[12]

Der Ausfuhrüberschuss betrug 2003 25.534 Mio. US-Dollar.[13]

---

[11] Vgl. Schüller, M., Länderbericht China, Hrsg. Staiger, B., 2000, S. 150 f.
[12] Vgl. Schüller, M., Informationen zur politischen Bildung Nr. 198, BPB, 1997, S. 23.

4.4 Auslandsinvestitionen

China zählt inzwischen zu den Ländern in die die höchsten ausländischen Direktinvestitionen abfließen. 2002 betrugen die Direktinvestitionen des Auslandes in China 447.892 Mio. Dollar. Chinas Direktinvestitionen im Ausland beliefen sich in 2002 auf 35.538 Mio. Dollar.[14]

4.5 Kontrolle des Bevölkerungswachstums

China ist ein Vielvölkerstaat. Die Han-Chinesen machen mit rund 91% die größte Bevölkerungsgruppe aus. Gut 9% gehören den anerkannten nationalen Minderheiten an.

Mit 1,224 Mrd. Menschen (1996) ist China das Bevölkerungsreichste Land der Erde, was rund 22% der Weltbevölkerung entspricht. Dabei verfügt das Land aber nur über 7% der anbaufähigen Fläche der Welt, und diese Fläche verringert sich Umwelteinflüsse und Infrastruktur stetig.

Offiziellen Angaben zufolge leben 65 Mio. Menschen unterhalb der Armutsgrenze, die bei einem Pro-Kopf-Einkommen von unter 530 Yuan (etwa 50 EUR) pro Jahr liegt. Würden internationale Standards zur Messung herangezogen, die von einer Armutsgrenze von 1 Dollar Kaufkraftparität pro Tag, also von ca. 290 EUR im Jahr ausgehen, dann leben 350 Mio. Chinesen, also fast ein Drittel der Gesamtbevölkerung in Armut.

Ferner ist die Bevölkerungsverteilung sehr ungleich. Fast 95% der Bevölkerung leben im östlichen Landesteil auf weniger als der Hälfte des Gesamtterritoriums, während die westliche Landeshälfte äußerst dünn besiedelt ist, hauptsächlich von den Minderheiten.

Angesichts dieses ungleichen Verhältnisses sieht sich die Regierung zu einer strengen Geburtenkontrolle gezwungen. Daher propagierte sie ab

---

[13] Vgl. o.V., Länderprofil China, Statistisches Bundesamt, 2004 (Internet).
[14] Vgl. Ebd.

1978 die Ein-Kind-Familie und das Bevölkerungswachstum wurde in die staatliche Planung aufgenommen. Das bedeutete, Geburten hatten nur nach Planung und mit offizieller Genehmigung zu erfolgen.

Trotz Widerständen gegen die Ein-Kind-Familie, gelang es damit das Bevölkerungswachstum verlangsamen. Zwischen 1970 und 1996 konnte die Geburtenrate offiziellen Angaben zufolge von 33 auf 17 Promille und das natürliche Wachstum von 26 auf etwas über 10 Promille gesenkt werden.[15]

4.6 Bildungspolitik

Zur Deckung des Bedarfs an Fachleuten wurde der Ausbau eines Bildungssystems erforderlich.

1986 wurde daher das Schulpflichtgesetz erlassen. Es sieht die allgemeine Schulpflicht von neun Jahren vor, nämlich sechs Jahre Grundschule und drei Jahre Sekundarstufe I (Unterstufe der Mittelschule). Die Pflichtschule ist schulgeldfrei (zuvor wurde Schulgeld erhoben).

Auch hinsichtlich der Lehrerbildung wurden Fortschritte erzielt. Während es Ende der achtziger Jahre noch rund einem Drittel der Grundschullehrer und zwei Dritteln der Mittelschullehrer an den erforderlichen Qualifikationen mangelte, so waren es 1995 nur noch 13 bzw. 36%.

Das Berufsschulwesen ist bis heute schwach entwickelt, da die berufliche Bildung traditioneller Weise am Arbeitsplatz erworben wird. Angestrebtes Ziel der Reform ist die Einrichtung vorgeschriebener Ausbildungsgänge für alle Berufe.

Die radikalste Reformierung erfolgt im Hochschulsektor. Bis Ende der achtziger Jahre war er –mit Ausnahme privater Hochschulen- dem Staat unterstellt, was bedeutet, dass der Statt auch das Monopol über die Vergabe der Studienplätze hatte. Allerdings finanzierte der Staat den Studenten und Studentinnen das Studium und sicherte den

---

[15] Vgl. Staiger, B., Informationen zur politischen Bildung Nr. 198, BPB, 1997.

Absolventen einen staatlichen Arbeitsplatz zu. Jetzt geht die Zuständigkeit allmählich an die Provinzen über. Zwar hält der Staat an den einheitlichen Hochschulaufnahmeprüfungen fest, aber die Universitäten erhalten mehr und mehr Autorität bei der Zulassung und Auswahl der Studienbewerber. Von diesen werden grundsätzlich Studiengebühren erhoben; der Staat finanziert nur noch Studiengänge an denen Bedarf herrscht, wie zum Beispiel Pädagogik.

Die Alphabetisierung ist neben der Einführung der neunjährigen Schulpflicht das wichtigste bildungspolitische Ziel. Die Analphabetenrate beträgt noch 16-20%. Davon entfallen gut 90% auf die ländlichen Gebiete und 70% auf den weiblichen Bevölkerungsanteil.[16]

5 Grenzen des Wirtschaftswachstum am Beispiel Umwelt

Chinas Umweltprobleme haben sich mit dem schnellen Industriewachstum und durch den zunehmenden Bevölkerungsdruck verstärkt. Hauptsächlich treten sie in den Städten auf, deren Zahl sich zwischen 1980 und 1995 von 233 auf 640 erhöht hat. Die Beeinträchtigung der Umwelt spiegelt sich vor allem in Form von Luft- und Gewässerverschmutzung, unzureichender Abfallbeseitigung und von Verkehrslärm wider. Während im Norden, der immer noch hauptsächlich mit Kohle beheizt wird, die Schwebstoffkonzentration in der Luft sehr hoch ist, führte das hohe Tempo der Industrieentwicklung im Süden zu einer raschen Zunahme des Ausstoßes an Schwefeldioxid, der verantwortlich für sauren Regen auf 30% der Gesamtflächen -vor allem in Süd- und Südwestchina- ist. Emissionen der Industriebetriebe sowie der Kraftwerke, der privaten Haushalte und des Straßenverkehrs tragen ganz besonders zur Luftverschmutzung bei. Flüsse und Seen in den städtischen Gebieten sind ebenfalls stark verschmutzt. 40% der Flüsse, die an Städten vorbei fließen, entsprechen nicht einmal den Mindeststandards für Wasserreinheit. Ursache der Verschmutzung sind hauptsächlich Benzin, Schwermetalle

---

[16] Vgl. Staiger, B., Informationen zur politischen Bildung Nr. 198, BPB, 1997.

und andere schwer abbaubare Stoffe. Die Belastung ist so stark, dass sich vielerorts Oberflächen- und Grundwasser nicht mehr für Bewässerungszwecke und den häuslichen Gebrauch verwenden lassen. Chinesischen Studien zufolge sind mehr als zwei Drittel der Gesamtbevölkerung auf Trinkwasser angewiesen, dass gesundheitlich bedenklich ist.

Da 70% der Staub- und Rauch- sowie 90% der Kohlendioxidemission (CO2) durch Kohlenverbrennung verursacht werden und Kohle mit einem Anteil von 78% an der Energieproduktion wichtigster Energielieferant ist, würde jede Verbesserung in der Energienutzung gleichzeitig die Luftverschmutzung vermindern. Allerdings wird die Umsetzung einer rationalen Energiepolitik durch verschiedene Rahmenbedingungen erschwert. So besteht nach wie vor eine Preispolitik, die im Interesse eines schnellen Aufbaus der Schwerindustrie fossile Brennstoffe unterbewertet. Die Verschwendung von Energie wird also über subventionierte Preise gefördert. Obwohl der Einfluss von Marktpreisen zugenommen hat, veränderten die Energieerzeuger und die Industrieunternehmen ihr Verhalten bisher kaum.

Entwicklung der weltweiten CO_2-Emissionen nach Regionen						
Region	1995 Mio. t	2000 Mio. t	2010 Mio. t	2020 Mio. t	1990–2000 (± %)	2000–2020 (± %)
Afrika	593	702	891	1095	30,5	56,0
Nordamerika	5612	6106	6839	7328	15,2	20,0
Westeuropa	3217	3467	3891	4280	2,5	23,4
Lateinamerika	768	928	1305	1950	40,1	110,1
Osteuropa, GUS	3286	3509	3955	4320	–27,3	23,1
Mittlerer Osten	489	1013	1446	1920	48,4	89,6
OECD Pazifik	1452	1601	1799	2013	20,6	25,8
China	2825	3607	4890	6810	57,6	88,8
China (%-Anteil)	13,6	15,3	17,0	19,3		
Restliches Asien	2113	2612	3816	5580	68,1	113,6
Gesamt	20715	23544	26831	35295	14,5	19,9

DRI/McGrawHill, in: „Earth Summit. Dire Warnings about Hot Air", in: Financial Times, Power in Asia. The Asian Electricity Market, July 1997, No. 230, S. 4.

Abb. 8 Quelle: Informationen zur politischen Bildung Nr. 198, BPB, 197

Die durch die Luft- und Wasserverschmutzung entstehenden Kosten ins- gesamt schätzt die Weltbank vorsichtig auf 54 Milliarden Dollar pro Jahr. Emphyseme und chronische Bronchitis sind in China -nur aufgrund der Luftverschmutzung, nicht durch rauchen- zweimal so hoch wie in anderen Entwicklungsländern. Chinesische Stadtkinder sind erschreckend hohen Bleikonzentrationen ausgesetzt, die Störungen in Hirnfunktionen und im Nervensystem hervorrufen. Die Kosten für Gesundheits- und Produktivitätseinbußen durch städtische Luftverschmutzung, einschließlich Krankenhauskosten, verlorene Arbeitstage und die schwächenden Auswirkungen von Bronchitis werden laut Weltbank auf mehr als 20 Milliarden Dollar geschätzt.

Saurer Regen mit einer hohen Konzentration an Schwefel- und Stickoxiden schädigt Anbauflächen und Wälder und führt zu jährlichen Ernteverlusten im Wert von 5 Milliarden Dollar. Treibhauseffekte führen langfristig zu höheren Temperaturen, verstärken Bodenerosionen und verursachen häufiger starke Stürme. Die Konsequenz für China wird eine niedrigere Reis-, Getreide- und Baumwollproduktion sein. Flusssterben wird immer häufiger, weil industrielle Umweltsünder den Sauerstoffgehalt herabsetzen, so dass das gesamte Flussleben sich in Faulschwämme verwandelt.

Die entstandenen Schäden lassen sich bisher weder über höhere Umweltinvestitionen und neue Technologien noch über ein verändertes Konsumverhalten ausreichend wettmachen. Damit stellt sich die Frage, ob die derzeitige Entwicklungsstrategie so weiterverfolgt werden kann.

Eine Verbesserung der Situation sieht die Weltbank in zwei Gründen. Zum einen behandelt Peking die Umweltprobleme nicht mehr mit der „business as usual – Haltung", zum anderen eröffnet die Chinas Wachstumsrate mehr Handlungsspielraum. So sieht der Regierungsplan (9. Fünfjahresplan) einen 70%igen Anstieg der Umweltinvestitionen vor.

Die Weltbank legte der chinesischen Regierung eine Kalkulation vor, derzufolge 6 Milliarden Dollar jährlich nötig wären, um die Schwefel- dioxidemission auf dem jetzigen Niveau zu stabilisieren. Dadurch könnten jedoch Schäden im Wert von 24 Milliarden Dollar in Land- und Forst- wirtschaft vermieden werden.

Unterstützung erfährt China sowohl seitens der Weltbank in Form von „Weichkrediten" als auch von Japan, denn auch in Japan geht der saure Regen Chinas nieder.

Grundsätzlich ist dieser Ansatz von Umweltschutz positiv. Offen bleibt die Frage was die Umweltschutz-Bemühungen passiert, wenn das Wachstum in China sich abschwächt.[17]

---

[17] Vgl. Schüller, M., Informationen zur politischen Bildung Nr. 198, BPB, 1997, S. 31f.

Literaturverzeichnis

Staiger, Brunhild: Länderbericht China, Wissenschaftliche
Buchgesellschaft Darmstadt, 2000.

Bundeszentrale für politische Bildung: Informationen zur politischen
Bildung Nr. 198, 1997.

Bundeszentrale für politische Bildung: Länderbericht China,
Schriftreihe Band 351.

Wirtschaftswoche: Nr. 13, 18.03.2004.

Wirtschaftswoche: Nr. 27, 24.06.2004.

Wirtschaftswoche: Sonderausgabe Nr. 1, 30.09.2004.

Wirtschaftswoche: Nr. 52, 16.12.2004.

Chinafokus Länderprofil China, 2003,
(http://www.chinafokus.de/politik/profil.php).

Statistisches Bundesamt: Länderprofil China, 2004
(http://www.destatis.de/download/veroe/laenderprofile/lp_china.pdf).